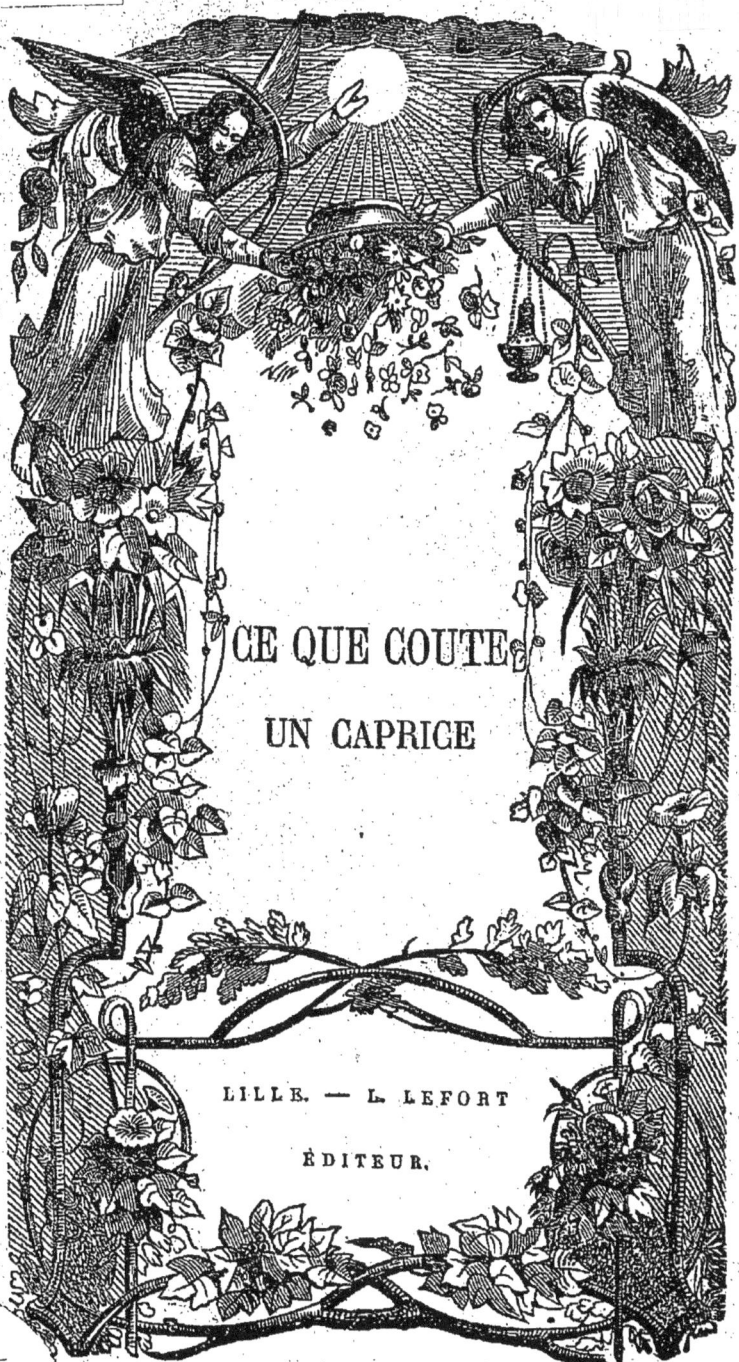

CE QUE COUTE

UN CAPRICE

LILLE. — L. LEFORT

ÉDITEUR.

1870

CE QUE COUTE

UN CAPRICE

In-12. 5e série.

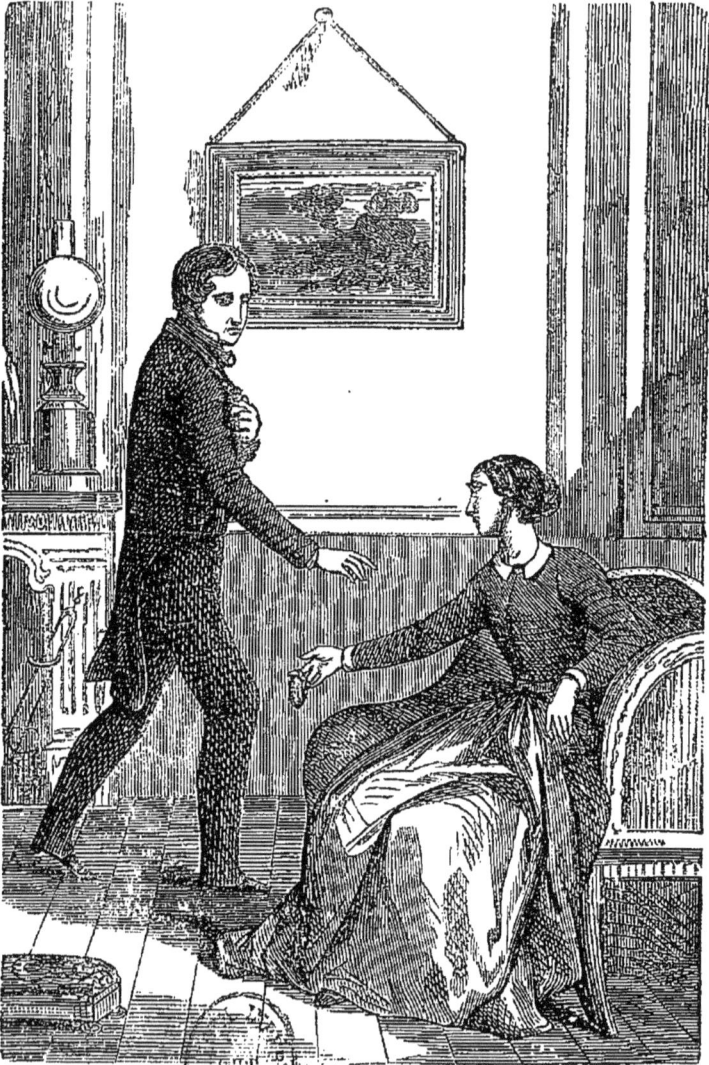

Regardez comme le travail en est délicat; c'est une
œuvre d'art encore plus qu'un bijou.

CE QUE COUTE

UN CAPRICE

SUIVI DE

UN COUP DE FOUDRE SOUS UN CIEL SEREIN

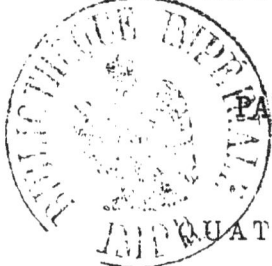

PAR MARIE ÉMERY

QUATRIÈME EDITION

———∿∿∿∿∿———

LIBRAIRIE DE J. LEFORT

IMPRIMEUR, ÉDITEUR

LILLE | PARIS

rue Charles de Muyssart, 24 | rue des Saints-Pères, 30

1870

CE QUE COUTE UN CAPRICE

<hr/>

PERSONNAGES

ALBERT BEAUCOURT, employé.
M. D'APREMONT, oncle d'Albert.
JULIETTE, sa femme.
MARIETTE, bonne de Juliette.

<hr/>

PREMIÈRE PARTIE

La scène représente un joli salon.

<hr/>

SCÈNE PREMIÈRE

M. D'APREMONT, ALBERT

ALBERT

Oui, mon oncle, je vous le répète, vous
êtes injuste quand il s'agit de Juliette, que

vous jugez toujours avec vos anciennes pré-
ventions, sans lui tenir compte du bonheur
que je lui dois, depuis près de deux ans que
nous sommes mariés.

M. D'APREMONT *avec ironie*

Ah! tu es heureux! j'avoue ne pas m'en
être douté.

ALBERT

Il ne faut pas demander à la vie une plus
grande somme de bonheur qu'elle n'en com-
porte. Nous avons tous nos ennuis....

M. D'APREMONT

Et les tiens se personnifient peut-être parfois sous la figure d'incommodes créanciers?

ALBERT

Mon oncle!...

M. D'APREMONT

Je me trompe, tant mieux! Mais explique-
moi alors, mon garçon, comment sans for-

tune, et ne touchant que quatre mille francs d'appointements, tu peux faire face à des dépenses qui excèdent deux fois cette somme?

ALBERT *avec un peu d'embarras*

Vous exagérez, mon oncle; puis songez donc que Juliette a été élevée dans l'aisance, dans le luxe même.

M. D'APREMONT *vivement*

Oui-da! son père est mort insolvable.

ALBERT

Pouvais-je la voir se fatiguer à de pénibles travaux de ménage?...

M. D'APREMONT

Je n'y verrais pas grand mal en vérité; mais il est un autre genre de fatigues qu'elle me paraît moins redouter; car si je viens le soir vous visiter, on me dit trois fois sur quatre : « Monsieur et madame sont au bal, » ou bien « Monsieur et madame sont au spectacle. »

ALBERT

Voudriez-vous qu'à l'âge de ma femme je
la sevrasse de tout plaisir ?

M. D'APREMONT

Je voudrais, je voudrais ce qui est juste et
raisonnable. Ta femme est une enfant gâtée,
une étourdie, et cependant c'est elle qui gou-
verne ici ; car tu cèdes au moindre de ses
caprices. Quand on n'a pas de fortune, il
faudrait au moins savoir se faire des goûts
simples, modestes, conformes en un mot à
sa position ; au lieu de cela....

ALBERT *vivement*

Mon oncle, je vous en supplie, ne recom-
mençons pas cette éternelle querelle. Je vous
répète que Juliette a en vous un juge trop
prévenu pour que votre opinion soit bien
équitable.

M. D'APREMONT

Soit. Epaissis le plus possible le bandeau
qui te couvre les yeux ; le moment viendra

où on te l'arrachera violemment. Quant à moi, je m'abstiendrai à l'avenir de ce rôle de Cassandre, dont les funestes prédictions ne sont jamais écoutées, en cessant de venir chez toi.

ALBERT *avec chagrin*

Vous ne parlez pas sérieusement, mon oncle ; une telle rigueur vous serait impossible.

M. D'APREMONT

C'est ce dont tu te convaincras bientôt.

(*Au moment où M. d'Apremont se dispose à sortir, Juliette paraît.*)

SCÈNE II

Les mêmes; JULIETTE

JULIETTE

Comment, Albert, notre oncle est ici, et vous ne me prévenez pas :

M. D'APREMONT

Votre serviteur, ma nièce. (*Il fait encore un mouvement pour sortir.*)

JULIETTE

Vous partez quand j'arrive! voilà qui n'est pas aimable, et j'ai grande envie de vous constituer prisonnier. D'ailleurs aujourd'hui on ne saurait me rien refuser, car c'est ma fête. (*Gaiement :*) Vous ne saviez pas cela, M. d'Apremont?

M. D'APREMONT

Non, mais je suis enchanté que vous me l'appreniez, car je pourrai aussi vous offrir mon bouquet.

JULIETTE *d'un ton enjoué*

Voyez l'injustice! et moi qui vous accusais de ne pas être aimable!

ALBERT *à part avec inquiétude*

Il va lui décocher quelque trait de sa façon.

M. D'APREMONT

Je vous souhaite, ma nièce, l'amour du travail, la sobriété dans vos amusements, l'ordre et la modestie que votre position rend obligatoires, la simplicité dans vos ajustements, le goût du foyer domestique. Vous voyez que la liste de mes souhaits est longue... Et, sur ce, votre serviteur de tout mon cœur. (*Il sort.*)

SCÈNE III

ALBERT, JULIETTE

JULIETTE *avec dépit*

Oh ! le vilain homme !

ALBERT

Que voulez-vous, ma chère amie ! c'est un vieillard un peu morose et grondeur, comme on l'est souvent à son âge ; mais je lui dois beaucoup, il m'a toujours traité en fils, depuis le jour où, avant de mourir, ma pauvre mère m'a recommandé à lui.

JULIETTE

Me railler aussi cruellement! et le jour de ma fête!

ALBERT

Ne pensons plus à cela. J'espère que mon bouquet vous sera plus agréable, car il nous rappelle à tous deux un doux souvenir.

JULIETTE

Vraiment! Ah! j'ai hâte de le voir.

(*Albert sort, et revient aussitôt en tenant un magnifique bouquet de camélias.*)

JULIETTE

Oh! les charmantes fleurs!

ALBERT

Et vous savez, n'est-ce pas, pourquoi je les ai choisies?

JULIETTE *après avoir réfléchi*

Mais non, je ne me rappelle pas.

ALBERT

Comment! vous avez oublié qu'il y a deux ans, juste à pareil jour, votre père venait de consentir à notre mariage, et je vous offris un bouquet semblable à celui-ci?

JULIETTE *avec un peu de distraction*

Maintenant je me le rappelle parfaitement. Mais... ces fleurs ont dû coûter fort cher?

ALBERT *gaiement*

Je le voulais à tout prix.

JULIETTE *à part*

Je crains que le moment soit mal choisi pour lui dire... Et cependant le temps presse. Essayons : (*Haut :*) Vous êtes bien bon, bien aimable pour moi, mon ami !

ALBERT

Je voudrais pouvoir faire davantage.

JULIETTE

Et si je vous avouais qu'il y a quelque chose que je désire, oh! que je désire à la folie, vous ne me trouveriez pas trop exigeante, et vous me le donneriez?

ALBERT

Je ne puis m'engager en aveugle.

JULIETTE

C'est juste. (*Elle pose le bouquet sur la table.*) Vous verrez, au surplus, que mon désir n'a rien de trop déraisonnable.

ALBERT *à part*

Oh! mon pauvre bouquet! tu n'avais de prix qu'à mes yeux!

JULIETTE

Il y a deux mois environ, Mme Linart m'a montré un charmant bracelet avec fermoir en corail, qu'elle venait d'acheter pour la somme énorme de deux cents francs : eh bien, imagi-

nez-vous qu'aujourd'hui elle voudrait s'en dé-
faire et me l'a proposé.

ALBERT *vivement*

Vous avez refusé?

JULIETTE *avec un peu d'embarras*

Mais c'est une occasion avantageuse, unique même, de me procurer un bijou déli-
cieux et dont j'ai une extrême envie.

ALBERT

Vous possédez déjà deux bracelets, ma
chère Juliette.

JULIETTE *levant les épaules*

On en met jusqu'à quatre à la fois; et puis
ce n'est pas amusant de ne pouvoir jamais
changer. Alors j'avais pensé que vous, si bon,
et qui aimez tant d'ordinaire à satisfaire mes
petites fantaisies, vous me passeriez encore
celle-là. Oh! c'est la dernière.

ALBERT *à part en soupirant*

Encore une dernière!

JULIETTE *tirant le bracelet de sa poche*

Regardez donc comme il est joli, comme
le travail en est délicat, c'est une œuvre d'art
plus encore qu'un bijou. Eh bien Mme Linart
me le propose pour la modique somme de
cent francs. Il faut avouer que c'est pour
rien, une véritable trouvaille en vérité.

ALBERT

La somme est toujours trop forte quand on
ne la possède pas.

JULIETTE

Il serait facile de vous la procurer, et je
suis persuadée d'avance que vous ne voudriez
pas, pour une semblable misère, me contris-
ter aujourd'hui surtout. Oh! mon bon Albert,
je serais si heureuse de conserver ce bracelet!
C'est sans doute un enfantillage; mais depuis
hier qu'il est en ma possession, je me suis
habituée à le considérer comme ma propriété
et s'il fallait y renoncer, le rendre... je sens
que j'en pleurerais.

ALBERT

Vous me voyez désolé, ma chère amie, de devoir vous causer ce petit chagrin ; mais il m'est réellement impossible de disposer de cette somme de cent francs, qui vous paraît si minime, et j'essaierais vainement de l'emprunter à quelques-uns de mes collègues au ministère, tous aussi gênés que moi. J'ai pour la fin du mois plusieurs engagements à remplir, qui exigent de notre part la plus stricte économie et proscrivent impérieusement toute dépense inutile.

JULIETTE *avec dépit*

Inutile !... le mot est gracieux.

ALBERT

Je dirai superflue, si vous le préférez.

JULIETTE *avec une mauvaise humeur plus prononcée*

Je le préfère certainement. Il est inutile de

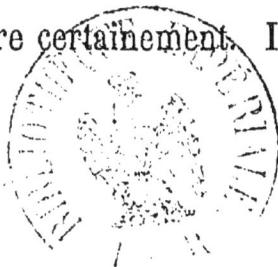

faire plaisir à sa femme; il est superflu de lui plaire.

ALBERT *vivement.*

Pouvez-vous interpréter ainsi mes paroles ?

JULIETTE

Il serait difficile de leur trouver une autre interprétation; et puisque vous évoquiez tout à l'heure des souvenirs de deux ans, je vous rappellerai qu'alors mes moindres désirs étaient pour vous une loi suprême, c'est à peine si vous me laissiez le temps de les formuler. Les choses ont bien changé depuis lors. On est si sûr de l'affection de sa femme, qu'il importe peu de la contrarier.

ALBERT

Tout cela, Juliette, est de la déraison.

JULIETTE

Du reste, je connais parfaitement à quelle influence il me faut attribuer ces procédés peu

gracieux; ce n'est pas en vain que M. d'Apremont cherche constamment à me nuire dans
votre esprit.

ALBERT *étourdiment*

Quelle injustice, quand je m'évertue sans
cesse à vous défendre contre...

JULIETTE *vivement*

Ah! vous avouez donc qu'il m'accuse?

ALBERT *avec une feinte gaieté*

Mon oncle voudrait vous rendre parfaite.

JULIETTE *d'un ton ironique*

Je lui suis très-reconnaissante de cette
louable intention; mais je suis au contraire
une femme prodigue, inconsidérée, exigeante,
si peu digne enfin de paraître en sa présence,
que je m'en abstiendrai à l'avenir.

ALBERT *d'un ton chagrin*

Si vous cherchez réellement à me peiner, je
vous préviens que le moyen ne saurait être
mieux choisi.

(Juliette va s'asseoir près de la table et se couvre le visage avec son mouchoir.)

ALBERT

Ah ! que ces scènes me sont pénibles.... Juliette... vous ne voulez pas me répondre ?

JULIETTE

Me faire pleurer le jour de ma fête , c'est d'un gai pronostic !

ALBERT

Conservez ce bracelet... je cède cette fois encore.

JULIETTE *se levant vivement*

Oh ! que vous êtes bon !

ALBERT

Mme Linart n'exigera pas sans doute un paiement immédiat ?

JULIETTE *avec embarras*

Je crois que si ; elle part demain pour Dieppe, et je soupçonne fort qu'elle ne s'est

décidée à vendre son bracelet que faute de
l'argent nécessaire pour payer les frais de ce
voyage. C'est une femme si fantastique, si
capricieuse, que cette chère Mme Linart! Con-
çoit-on qu'avec une santé comme la sienne elle
ait été se persuader que les bains de mer lui
étaient indispensables?

ALBERT *après u instant de silence*

Si je vous disais, ma chère, les moyens que
je compte employer pour me procurer l'argent
nécessaire à l'achat de ce bracelet, peut-être
hésiteriez-vous...

JULIETTE *vivement*

Je ne veux rien savoir.

ALBERT *tristement*

Voilà votre invariable réponse chaque fois
que je veux vous entretenir de mes affaires.

JULIETTE *un peu embarrassée*

Cela prouve que je m'en rapporte aveuglément à une raison supérieure à la mienne.

ALBERT

Et que vous repoussez tout partage dans
mes ennuis.

JULIETTE

Oh! Albert, ne dites pas cela.

ALBERT

Ce n'est pas un reproche, mon amie; car
mon affection vous sert de complice. *(Il va
prendre son chapeau.)*

JULIETTE

Vous sortez?

ALBERT

Ne faut-il pas terminer cette affaire sans
retard?

JULIETTE *avec hésitation*

Cependant... si elle devait rencontrer trop
d'obstacles...

ALBERT

Vous avez ma promesse, et quoi qu'il arrive, vos désirs seront satisfaits. (*A part :*) Mais il m'en coûtera un douloureux sacrifice! (*Il sort.*)

DEUXIÈME PARTIE

La décoration n'a pas changé ; mais sur une table à droite brûle une bougie à peu près consumée. Juliette est pâle ; elle paraît accablée de fatigue, et l'on voit qu'elle ne s'est pas déshabillée depuis la veille.

SCÈNE I

JULIETTE *seule, regardant la pendule*

Sept heures vont sonner, et Albert ne revient pas! Quelle nuit! grand Dieu! Quelles mortelles inquiétudes! quelles terribles angoisses! Jamais, oh! non, jamais je n'ai tant souffert! Que lui est-il arrivé? A quelles causes attribuer cette longue absence?... Albert,

toujours si soigneux de m'éviter la moindre
peine, ne peut volontairement m'imposer le
supplice de cette éternelle attente. Cependant
je n'ose former de nouvelles conjectures;
toutes m'offrent l'image de quelque malheur
qui glace mon cœur. J'ai envoyé chez tous nos
amis, chez toutes nos connaissances : personne
n'a vu mon mari, n'a pu me donner de ses
nouvelles, *(avec amertume)* et personne non
plus n'est venu m'aider à supporter le lourd
fardeau de mes inquiétudes. Jusqu'à mes amies
les plus intimes, qui, sous le vain prétexte
d'engagements impossibles à rompre, n'ont
pas cru devoir me sacrifier le plaisir de leur
soirée. Si je les avais conviées à quelque fête,
toutes seraient accourues. *(Regardant autour
d'elle :)* Ah! cet isolement est affreux! Et que
faire cependant? où aller? Jusqu'à présent il
m'avait semblé qu'en désertant ma maison
c'était retarder le moment où je verrais Albert;
mais cette inaction me devient impossible...
je ne pourrais la supporter plus longtemps...
Il me semble par instant que ma tête se perd...
Où irai-je? à qui m'adresser? Je ne connais-

sais pas encore ce supplice de l'attente trompée, il use les forces... il anéantit! *(Elle
s'assied; au même moment on sonne avec
violence. Juliette se lève avec précipitation
et court vers la porte.)* C'est lui! c'est lui
enfin! c'est Albert!

———

SCÈNE II

M. D'APREMONT, JULIETTE

*(Juliette, en apercevant M. d'Apremont,
laisse échapper une douloureuse exclamation et s'arrête.)*

M. D'APREMONT

Vous n'avez pas cru, ma nièce, devoir me
faire part de vos inquiétudes, et néanmoins
me voici.

JULIETTE *avec abattement*

Je m'étais adressée à mes amis, monsieur, et

3

vous ne m'avez pas habituée à vous compter
parmi eux.

M. D'APREMONT

Enfin, votre mari a eu plus de confiance.

JULIETTE *avec beaucoup de vivacité*

Vous avez eu des nouvelles d'Albert... Vous
savez où il est? Ah! parlez! parlez! cette in-
certitude est trop cruelle! Que lui est-il arrivé?
où est-il? répondez-moi, rassurez-moi, si
vous avez quelque pitié dans le cœur.

M. D'APREMONT

Soit, madame. Mes réponses seront aussi
précises que vous pourrez le désirer. Votre
mari est accusé de vol, et on l'a conduit, hier
soir, à la préfecture de police.

JULIETTE

C'est faux, monsieur, c'est faux, et vous
voulez profiter de ma cruelle situation pour
me torturer.

M. D'APREMONT

Si telle est votre persuasion, madame, je n'ai plus rien à faire ici. *(Il fait quelques pas du côté de la porte; Juliette s'attache à lui.)*

JULIETTE *d'une voix haletante*

Non, non, vous ne partirez pas après avoir jeté dans mon esprit cette nouvelle crainte. Je sais que vous ne m'aimez pas, que vous m'accusez d'être vaine, dépensière, capricieuse, coquette, que sais-je? Eh bien, j'avoue tous mes torts; mais est-ce le moment de m'en punir? vous ne voyez donc pas tout ce que je souffre? ou votre cœur est bien cruel!

M. D'APREMONT *revenant sur ses pas*

Ah! vous demandez, madame, si c'est au moment où les fautes portent leur fruit qu'il faut les punir? Oui, certes, et la stricte justice l'exige ainsi. Oui, ce sont les femmes insatiables dans leurs désirs qui font dévier leurs maris du chemin de l'honneur. Abusant de l'affection de leurs époux, elles emploient un art infernal pour obtenir la satisfaction de leurs caprices; et alors, les uns entraînés par une tendresse irréfléchie et coupable, les autres par un amour immodéré de la paix domestique, se laissent conduire à des actions indélicates qui ne viennent que trop souvent se dénouer devant les tribunaux. Honte sur ces femmes!... et votre conscience vous dira si vous méritez d'être classée parmi elles.

JULIETTE *à part.*

Quelle punition, mon Dieu!

MARIETTE *entrant un billet à la main.*

On vient d'apporter ceci pour madame, et l'on attend la réponse.

JULIETTE *vivement.*

Une lettre! ce doit être d'Albert.

M. D'APREMONT *à part.*

Je ne le crois pas.

JULIETTE *décachetant la lettre et essayant de lire.*

Je ne reconnais pas son écriture ; ma vue se trouble. (*Elle porte une main à ses yeux.*)

M. D'APREMONT

Lirai-je pour vous ? (*Juliette lui donne la lettre, et il lit haut :*)

« Ma chère amie,

» J'attends avec impatience l'argent que vous devez m'envoyer pour prix de mon bracelet. Vous savez cependant que je pars aujourd'hui, et cet argent m'est absolument nécessaire ; veuillez donc le remettre au porteur de la présente.

» Votre dévouée amie,

» LOUISE LINART. »

» *P. S.* J'espère que vous êtes rassurée à l'égard de M. Manevart, à qui il n'était rien arrivé de fâcheux. »

3*

*(Pendant la lecture de ce billet, Juliette
a donné de nombreuses marques de chagrin, puis elle détache avec un mouvement
d'horreur le bracelet qu'elle remet à Mariette.)*

MARIETTE

Il n'y a pas d'autre réponse, madame?

JULIETTE

Non.

(Mariette sort.)

*(Assez long silence, pendant lequel
M. d'Apremont regarde Juliette qui n'ose
lever les yeux.)*

M. D'APREMONT *accentuant ses paroles*

Avais-je tort, madame, me suis-je montré
trop sévère? ou avais-je pressenti la cause du
malheur dont mon faible neveu est la victime?

JULIETTE

Je ne saurais le nier, et je suis coupable,
bien coupable. Mais dites-moi la vérité, la vé-

rité tout entière, et sans aggraver le mal pour rendre la position plus cruelle. D'ailleurs, quelque inexorable que vous vous montriez, ma conscience l'est encore plus que vous.

(M. d'Apremont tire une lettre de sa poche et la tend à Juliette.)

M. D'APREMONT

Lisez, madame; cette lettre est d'Albert, et vous ne pourrez ainsi m'accuser de chercher à vous effrayer.

(Juliette prend la lettre d'une main tremblante et lit d'une voix mal assurée :)

« Mon cher oncle,

» Je me trouve, par le fait de mon imprudence, ou pour mieux dire de mon impardonnable faiblesse, dans la plus fâcheuse position. Voulant réaliser immédiatement une somme de cent francs, dont j'avais un indispensable besoin, sans m'adresser à mes amis dont la

gêne m'est connue, ni à vous dont je redoutais
les plus justes remontrances, je me décidai à
vendre le cercle en or qui entoure le portrait
de ma mère. Dépouiller ainsi cette image vé-
nérée était une faute, je le sentais... Mais ce
que je n'avais pas prévu, c'est l'expiation
terrible qui m'était réservée. A peine avais-je
fait part de mon dessein au marchand, que je
le vis me regarder d'un air soupçonneux; puis
après avoir évalué la somme qui me revenait,
il me demanda mon nom et mon adresse en
m'annonçant que le paiement devait s'en opé-
rer seulement à mon domicile. Ne voyant dans
une telle formalité qu'une défiance humiliante,
et ne me souciant pas d'ailleurs de faire connaître mon nom ni ma demeure dans cette
circonstance, je répliquai avec humeur, et
réclamai la remise immédiate du portrait, ce
qui me fut refusé d'une manière péremptoire.
Alors ma colère ne connut plus de bornes, et
j'accablai le marchand de toutes les épithètes
injurieuses que je pus trouver, oubliant que
cet homme agissait en vertu de la loi, tandis
que moi je voulais la lui faire violer! Il s'en

vengea cruellement. Le malheur voulut que,
dès le matin, la police l'ait fait prévenir, ainsi
que ses confrères, du vol d'un portrait semblable à celui que je possédais; il crut, ou
parut croire que j'étais le voleur... Je ne vous
ferai pas ici le récit de toutes les humiliations
auxquelles cette cruelle méprise a donné lieu.
Mal conseillé par la fureur qui me transpor-
tait, et ne pouvant me résoudre à faire connaître mon nom et ma position, ce qui eût
été, selon moi, donner encore plus de retentissement à cette désagréable affaire, je me
suis vu conduire au dépôt de la préfecture de
police et confondu avec ce que Paris renferme
de plus ignoble en bandits de tous genres. Je
vous supplie, mon cher oncle, de chercher à
me faire sortir d'ici le plus promptement possible, car je crois que j'y deviendrais fou. Je
m'en rapporte entièrement à votre prudence
et à votre affection. »

JULIETTE *laissant tomber la lettre et
joignant les mains*

Oh! mon pauvre Albert! Et c'est pour

moi!... C'est par ma faute... Oh! monsieur,
vous n'avez pas attendu un instant, n'est-ce
pas, pour agir en sa faveur? Il est libre....
ou il va l'être? C'est votre neveu, vous
l'aimez... c'est le fils de la sœur que vous
avez tendrement chérie...

M. D'APREMONT

Oui, madame, d'une noble et respectable
femme, dont votre coupable époux dépouil-
lait l'image sacrée pour parer....

JULIETTE

Grâce, monsieur, grâce pour Albert et
pour moi! ou plutôt n'accablez que moi seule
de vos reproches, car lui n'était coupable que
par excès de tendresse, tandis que je l'étais
par vanité.

M. D'APREMONT

Il est heureux que vous en conveniez.

JULIETTE

Pouvez-vous rester ici calme, impassible,
lorsque vous savez votre neveu au désespoir,

lorsqu'il craint de perdre la raison ! Mais que
faut-il que je fasse pour attendrir votre cœur,
puisque la vue de ma douleur vous laisse
indifférent ?

M. D'APREMONT

Je me disais que c'était sans doute par des
scènes de ce genre que vous entraîniez mon
neveu à partager vos folies. Les femmes savent
si bien se servir des larmes !

JULIETTE

Ah ! je vous cacherai les miennes, puisque
vous ne savez pas y lire mes déchirants regrets.

*(Elle cache son visage dans ses deux
mains et éclate en sanglots.)*

M. D'APREMONT *à part*

Je crois que la leçon est assez forte pour
qu'elle s'en souvienne. *(Haut :)* Votre mari
est libre, ma nièce.

JULIETTE *vivement*

Il se pourrait ! Ne cherchez-vous pas à me

tromper? Si Albert était libre, il serait déjà ici.

M. D'APREMONT à part

C'est assez probable, si je ne l'avais laissé chez moi bien enfermé.

JULIETTE allant du côté de la porte et écoutant

Mais c'est lui ! je reconnais le bruit de ses pas. C'est lui ! Merci, mon Dieu !

M. D'APREMONT

Oh ! par exemple !

SCÈNE DERNIÈRE

Les mêmes; ALBERT

(Juliette, en apercevant son mari, court à lui et se jette dans ses bras.)

M. D'APREMONT

Je voudrais bien savoir, monsieur...

ALBERT

Pardon, mon cher oncle; mais j'ai maintenant surtout une telle horreur pour la captivité, que voulant à tout prix faire cesser celle à laquelle vous m'aviez condamné...

M. D'APREMONT

Achève, malheureux !

ALBERT

Je me suis vu contraint à la dure nécessité d'enfoncer votre porte.

M. D'APREMONT

Comment tu as osé ?...

ALBERT

Oh ! bien malgré moi, je vous assure.

M. D'APREMONT

Ces malheureux enfants sont donc incorrigibles !

4

ALBERT, *d'un ton sérieux*

Rassurez-vous, j'ai acquis dix ans de prudence et de raison en une nuit.

JULIETTE

Et moi j'ai appris *ce que coûte un caprice.*

UN COUP DE FOUDRE

SOUS UN CIEL SEREIN

——⋙⋘——

« Votre fille est charmante, ma nièce, »
disait la vieille Mme de Barenstein à une femme
jeune encore, mais dont le visage flétri portait
les traces de quelque grande douleur.

En entendant cet éloge, si doux pour le
cœur d'une mère, la figure mélancolique de
Mme Survilly (c'était le nom de la jeune femme)
s'éclaira d'un rayon de bonheur.

« Oui, continua Mme de Barenstein, je
trouve Hermine belle, spirituelle, aimable,
plus instruite qu'on ne l'est d'ordinaire à son

âge; en un mot vous en avez fait une personne accomplie.

— Vous savez, repartit Mme Survilly, que j'ai consacré ma vie à former le cœur et l'esprit de cette enfant; or, de tous les suffrages que j'osais ambitionner, le vôtre, ma chère tante, est pour moi le plus précieux. »

Après une cordiale pression de main suivie d'un court silence, Mme Survilly poursuivit :

« Combien je vous sais gré de n'avoir pas reculé devant les fatigues d'un long voyage, d'avoir quitté Paris, de vous être enfin arraché à vos habitudes, pour venir visiter à l'autre extrémité de la France deux pauvres exilées.

— Ne me remerciez pas, mon enfant, dit vivement Mme de Barenstein; le plaisir de vous revoir après une aussi longue absence, celui d'embrasser cette chère Herminie, m'ont amplement dédommagée d'un peu de fatigue. D'ailleurs je compte me reposer ici tout un mois, si la société d'une vieille femme avec ses vieilles manies, ses vieilles histoires, ne vous effraie pas trop.

— Oh ! ma tante !

— Non... eh bien, tant mieux. Je vous ai toujours beaucoup aimée, ma chère Natalie, et vous savez quel tendre attachement unissait mon fils à votre mari...

— Permettez-moi, ma tante, interrompit vivement Mme Survilly, de vous adresser une prière pendant que nous sommes seules.

— Qu'est-ce, mon enfant ? je vous écoute. »

Mme Survilly, reprit d'une voix à peine distincte :

« J'ai caché jusqu'à présent à Herminie le malheur qui a empoisonné mon existence. Dans le principe, je la trouvais trop jeune pour lui en confier les tristes détails... Puis, lorsque l'âge eut fortifié sa raison, il m'a paru cruel d'attrister ses plus belles années par ce douloureux récit, j'ai préféré continuer à porter seule le fardeau de mes chagrins. »

Pendant que Mme Survilly parlait ainsi, les regards de la vieille dame restaient attachés sur elle, tout en exprimant un vif intérêt. Puis, voyant que sa nièce paraissait attendre avec une certaine anxiété la réponse qu'elle allait lui faire,

« Vous pouvez compter sur mon entière discrétion, ma chère Natalie, dit-elle ; mais je crains que vous n'ayez plus écouté votre tendresse maternelle que votre prudence. »

Il y avait alors environ dix ans que, par une froide et sombre journée d'hiver, une jeune dame accompagnée d'une petite fille et d'une vieille domestique était arrivée à C...., dans le département des Basses-Alpes, en annonçant le dessein d'y fixer sa résidence. Nul ne savait d'où venaient ces étrangères, et elles gardaient sur ce sujet, comme sur tout ce qui les concernait, un silence absolu.

On apprit seulement que la maîtresse s'appelait Mme Survilly, et qu'elle avait perdu récemment sa mère et son mari. Ses lugubres vêtements, et plus encore l'abattement de ses traits, témoignaient de la vérité de ce double deuil : jamais douleur ne se trahit d'une manière plus frappante et plus soutenue. Ces tristes particularités furent donc les seules qui transpirèrent au sujet de la nouvelle habitante de C..., qui avait déclaré de prime abord sa résolution bien arrêtée de vivre dans une solitude absolue.

La société oisive et partant fort curieuse d'une petite ville en avait donc été réduite à de simples conjectures sur tout ce qui concernait l'existence antérieure de la jeune veuve.

La fidèle domestique Marthe savait de son côté éluder adroitement toutes les questions qui lui étaient adressées, ou y répondait avec un laconisme désespérant pour les curieux et qui lui valait de leur part le surnom de *la sourde-muette*.

Parmi les conjectures auxquelles donna lieu l'existence presque claustrale de la jeune veuve, il s'en forma d'abord de peu charitables, mais qui tombèrent bientôt devant une conduite si exemplaire que la malignité la plus pénétrante n'y trouvait aucune prise.

Mme Survilly ne s'éloignait de sa demeure que pour se rendre à la petite église de C..., à moins que par un beau jour d'été elle ne conduisît sa fille respirer l'air de la campagne. L'ordre le plus parfait régnait dans son inté-

rieur, et si sa manière de vivre excluait la
pensée d'une grande fortune, elle laissait du
moins supposer une certaine aisance. Marthe
payait toujours comptant ce qu'elle achetait
pour sa maîtresse, et les pauvres qui venaient
solliciter la pitié de la dame étrangère s'en
retournaient ordinairement satisfaits.

Les années ne modifièrent que légèrement
les habitudes de Mme Survilly. On voyait cependant que ses douleurs perdaient peu à
peu de leur intensité; la pâleur maladive de
son visage avait disparu; un sourire venait
même parfois animer des traits qui, sans être
beaux, avaient un charme tout particulier.
Toujours occupée de sa petite Herminie,
Mme Survilly s'était chargée seule des soins
que réclamait son instruction, et peu de
jeunes filles à C... pouvaient se flatter d'en
posséder une aussi complète. Enfin, soit que
le temps eût produit son effet ordinaire sur
nos chagrins même les plus vifs, Mme Survilly
se fit violence pour ne pas priver Herminie
des plaisirs de son âge, elle consentit parfois à quitter sa retraite; et la meilleure

société de C..., qui comprenait toute la valeur d'une telle conquête, s'empressa de lui ouvrir ses rangs.

Au moment où commence notre récit, Herminie venait d'accomplir sa dix-septième année; la nature s'était montrée prodigue envers elle de ses dons les plus enviés parce qu'ils sont aussi les plus brillants. Mlle Survilly était spirituelle, gracieuse; sous l'habile direction de sa mère, son intelligence s'était rapidement développée, et l'on trouvait parfois dans cette charmante jeune fille l'esprit, le jugement d'une femme. Notre héroïne méritait-elle donc ce titre de personne accomplie que lui avait si généreusement décerné Mme de Barenstein? Nous la laisserons elle-même soulever un peu le bandeau qu'une trop vive affection épaississait sur les yeux de la bonne tante et de la tendre mère; il n'est pas de tableaux sans ombre, de diamants sans tache.

Quelques instants après la fin de l'entretien de Mme de Barenstein avec sa nièce, entretien dont nous n'avons rapporté qu'une partie, la vieille dame venait de se retirer dans son appartement, lorsque Herminie, qui avait passé la matinée dans son cabinet d'études, ouvrit avec précaution la porte du salon où était encore sa mère. « Ah ! tu es seule enfin? dit-elle : quel bonheur ! »

Puis elle vint s'asseoir sur un petit tabouret placé aux pieds de Mme Survilly, ce qui était sa place favorite.

« Tu étais donc bien studieuse aujourd'hui, lui dit sa mère en lissant avec la main les épais bandeaux qui encadraient le visage de la jeune fille, nous ne t'avons pas aperçue de la matinée.

— Au contraire, chère mère, jamais je ne me suis sentie une plus grande propension à la paresse; mais entre deux ennuis, j'ai choisi le moindre.

— Encore Herminie ! fit Mme Survilly d'un ton mécontent.

— Que veux-tu, chère maman? je ne suis douée ni de la patience ni de ton angélique douceur, et les éternels récits de cette bonne tante sur les habitudes, les plaisirs, les modes de sa jeunesse m'ennuient outre mesure. Ce temps est si éloigné qu'en conscience elle devrait bien commencer à l'oublier un peu et surtout à en parler moins.

— Si Dieu t'accorde de vieillir, ma fille, tu comprendras alors que nos plus chers souvenirs étant dans le passé, nous ne nous lassons jamais d'y revenir.

— Pour rendre justice à Mme de Barenstein, il faut convenir que sa verve est non moins intarissable lorsqu'il s'agit de son petit-fils Léon, cette merveille des merveilles, ce puits de science, de sagesse. Pauvre mère, tu dois en avoir les oreilles rabattues.

— Pas le moins du monde; j'ai connu autrefois Léon, et il mérite toute la tendresse de sa grand'mère.

— Enfin, c'est donc mon goût seul et mon défaut de complaisance qu'il faut accuser. Je vois que la conversation de Mme de Bareinstein a pour toi de grands charmes.

— Elle m'intéressait d'autant plus aujourd'hui, mon enfant, que cette bonne tante me faisait ton éloge. »

Ces paroles, quoique dites sans intention apparente, firent rougir un peu Herminie; mais l'arrivée immédiate de Mme de Barenstein lui évita l'embarras de la réplique.

La société de C... était alors vivement préoccupée de l'attente d'une fête que M. le baron de Montbrun devait donner dans un magnifique château qu'il possédait à une petite distance de la ville. Par sa fortune et par son rang, le baron tenait la tête de la société de C... Aussi le désir d'être admis à cette fête, ou la crainte d'en être exclu, faisait fermenter toutes les têtes. Depuis un mois il était devenu impossible de s'entretenir d'autre chose. On ne s'abordait plus sans se demander : « Irez-vous chez M. de Montbrun? »

Et c'était chose vraiment curieuse de voir l'orgueilleuse satisfaction des privilégiés, tandis que ceux dont les espérances s'étaient trouvées déçues s'efforçaient de cacher sous une feinte indifférence l'amertume de leurs regrets.

En effet, ne pas avoir reçu d'invitation dans cette circonstance, c'était en quelque sorte

être mis au ban de la bonne société de C...,
c'était avouer une infériorité humiliante, subir
en un mot le plus cruel des affronts.

Parmi les dames dont l'admission ne pouvait être douteuse, on discutait depuis longtemps déjà l'important chapitre de la toilette;
il y avait eu plusieurs réunions à ce sujet;
mais l'on s'était séparé sans avoir rien arrêté.
Quoique la fête dût commencer en plein jour,
bon nombre de ces dames opinaient pour le
costume de bal. Les discussions finirent même
par s'envenimer à un tel point, que les plus
sages proposèrent de laisser chacun libre de
se vêtir à sa fantaisie; ce qui finit par être
adopté.

Mme Survilly et Herminie avaient été des
premières à recevoir une gracieuse invitation
de la part de M. le baron de Montbrun et de
Mlle Sophie de Montbrun sa fille, car le baron
était veuf depuis plusieurs années. Cette invitation s'était étendue à Mme de Barenstein
aussitôt que son arrivée à C... avait été
connue.

La veille du jour si impatiemment attendu,

Mme Survilly , Herminie et la bonne tante devi-
saient gaiement de la fête, dont chacun traçait
le programme à sa fantaisie, car M. de Montbrun avait été à ce sujet d'une impénétrable
discrétion.

Herminie terminait quelques petits préparatifs de toilette, avouant ingénuement qu'elle
ne s'était jamais sentie si heureuse.

« Quel bonheur, ma tante, ajouta-t-elle
gaiement, que vous consentiez à nous accom-
pagner ! jamais meilleure occasion ne se fût
présentée pour vous mettre à même de juger
les aimables habitants de notre ville. Notez
bien, je vous prie, que l'aristocratie seule
sera admise chez le noble baron. Vous verrez
sans doute l'auguste président de notre tribu-
nal et sa non moins imposante épouse. N'allez
pas vous étonner si cet éminent magistrat
vous fait subir un interrogatoire en règle,
car il se croit toujours en robe et place volon-
tiers ses auditeurs sur la sellette. Sa femme
l'écoute ordinairement la bouche béante ; et
malheur à vous, si vous ne prêtez pas à l'élo-
quence boursoufflée de monsieur le président

l'attention la plus révérencieuse! son aimable
épouse vous transpercera de regards fou-
droyants. Les mauvaises langues prétendent
que madame la présidente aime à faire peser
sur les autres le joug que lui impose son sei-
gneur et maître. Vous ne pourrez manquer de
remarquer aussi deux charmantes personnes
d'un âge mûr. Mesdemoiselles Aimée et Rose
Viorvilles méritent bien une mention particu-
lière; leur toilette légèrement excentrique
présente d'ordinaire toutes les couleurs de
l'arc-en-ciel. L'aînée, qui compte au moins
cinquante printemps, n'appelle jamais sa ca-
dette que ma jeune sœur, quoique leur âge
ne diffère que de trois ou quatre années.
Afin de mériter cette gracieuse qualification,
Mlle Rose Viorvilles prend des airs de modestie,
d'ingénuité qui sont ravissants. On serait
tenté parfois de lui demander des nouvelles de
sa poupée. Ces demoiselles se font ordinairement chaperonner par une femme jeune encore, au visage dur, au ton commun, mais qui
est immensément riche; aussi la reçoit-on
partout. Sa voix aigre, criarde, s'étend au-

dessus de toutes les autres et agace singulièrement les nerfs. On prétend que cette aimable
personne a dû se séparer de son mari pour
incompatibilité d'humeur; maintenant, faute
de mieux, elle se bat avec ses servantes... »

Herminie allait continuer, lorsqu'elle fut
soudainement interrompue par Mme de Barenstein, qui s'écria d'un ton demi-sérieux, demi-
comique :

« O jeunesse! je te reconnais bien là! La
Providence t'accorde tous les avantages, toutes
les jouissances, et tu es sans pitié pour les
défauts ou les travers d'autrui. Il faudra la
dure mais salutaire leçon du temps, l'expé-
rience souvent répétée de ta propre faiblesse,
pour t'enseigner l'indulgence!

— Ma tante, repartit Herminie, je vous
proteste de la parfaite ressemblance de mes
portraits.

— C'est-à-dire, mon enfant, que tu as mé-
langé sur ta palette une observation parfois
juste et fine à beaucoup de malice et de gaieté;
mais il y manque ce qui est le plus essentiel :
un peu de charité.

— Alors, ma tante, vous me supposez satirique et méchante?

— Tu n'inventes pas le mal, ma petite, j'en suis sûre ; mais pourquoi ne pas mettre le bien en regard? dans un tableau il ne se trouve pas seulement des ombres.

— Sans doute, reprit gaiement Herminie; mais est-ce ma faute si les ombres frappent exclusivement ma vue? il faut que je sois un peu myope. »

Le château de Montbrun, l'un des derniers vestiges du moyen âge que possédât le pays, offrait un frappant contraste avec les petites bastides qui l'environnaient : on eût dit un géant entouré de pygmées. Le goût intelligent du propriétaire avait su conserver à l'ancien manoir féodal son aspect un peu sévère qu'aucune addition moderne ne venait déparer. Mais le respect ne s'étendait pas au delà de l'extérieur, et tout ce que le luxe de nos jours, tout ce que l'amour du bien-être ont inventé : meubles élégants et commodes, tapis moelleux, tentures soyeuses, contribuait à décorer l'antique demeure, attestant ainsi que l'opulent baron ne voulait se priver d'aucun des avantages de son siècle.

Par une belle matinée des derniers jours de mai, de nombreuses voitures sillonnaient la route qui conduit de C... au château de Montbrun, et comme cette espèce de véhicules n'était pas très-commun dans le pays, il en résultait le plus curieux assemblage de vieilles berlines démantelées, de cabriolets depuis longtemps hors de service, de calèches veuves de leurs coussins; mais c'étaient là d'insignifiants incidents qui ne diminuaient en rien le plaisir qu'on se promettait.

A leur entrée dans le château, toutes les dames recevaient un magnifique bouquet qui attestait non moins la politesse du baron que la richesse de ses parterres et de ses serres. Mlle Sophie de Montbrun, charmante personne de vingt-deux ans, et fille unique du baron, l'aidait à recevoir ses hôtes. Mme Survilly et Herminie se virent de sa part l'objet des attentions les plus délicates.

Un déjeûner splendide précéda une promenade sur une jolie rivière qui, dans ses capricieux méandres, permettait d'admirer toutes les beautés du pays.

Des nacelles élégamment pavoisées reçurent les promeneurs, et à peine eurent-ils pris place, que d'invisibles musiciens firent entendre d'harmonieuses mélodies. Les rameurs, obéissant au moindre signe, s'arrêtaient chaque fois que la beauté du site faisait naître le désir de le contempler plus longtemps ou de descendre un instant sur la plage.

On était à la fin du printemps, alors que la nature est belle surtout des promesses de l'avenir, et que les ardeurs du soleil n'ont pas encore terni son éclatante parure.

Herminie, assise à côté de sa mère, dont elle pressait par instant affectueusement la main, jouissait délicieusement d'un plaisir tout nouveau pour elle; Mme Survilly elle-même paraissait complètement heureuse, et l'admiration qu'inspirait généralement sa fille pouvait justement satisfaire l'amour-propre maternel.

On fut de retour au château vers trois heures. M. de Montbrun engagea alors ses hôtes à passer dans une jolie salle de concert, où de très-bons artistes qu'il avait fait venir à grands frais jouaient les plus magnifiques morceaux du répertoire moderne. Après le concert vint une loterie dans laquelle chaque dame eut un billet gagnant, et les lots consistaient en bijoux élégants ou en objets d'art plus précieux encore. Les hommes étaient moins bien partagés ; à eux, la série des lots malheureux, qui provoquaient des éclats de folle gaieté.

A la tombée de la nuit, le château et le parc s'illuminèrent comme par enchantement.

Mlle de Montbrun et Herminie, assise près l'une de l'autre, à quelques pas seulement de Mme Survilly, s'amusaient à contempler les différents groupes qu'éclairaient bizarrement les lanternes vénitiennes suspendues aux arbres. L'entretien des deux jeunes personnes était fort animé.

« M. le baron de Montbrun fait royalement les choses, disait gaiement Herminie, et pour ma part je conserverai longtemps le souvenir de ce jour.

— Ainsi rien ne vous paraît manquer à l'ordonnance de la fête? demandait Mlle de Montbrun.

— Rien, en vérité.

— C'est un éloge sans restriction. »

Herminie parut hésiter un instant.

« Il ne m'appartient pas d'en faire.

— Cependant si je vous priais de me faire connaître votre pensée tout entière?

— Eh bien ! je vous avouerai, mais tout bas, bien bas, que parmi les personnes qui figurent ici il en est quelques-unes...

— Que vous êtes étonnée d'y voir?

— Précisément.

— C'est sur moi que le reproche doit retomber; mais que voulez-vous, nous étions accablés de sollicitations; mon père a même singulièrement épuré ma première liste. Un refus me paraissait si difficile, si blessant, qu'à moins de raisons très-majeures, je plaidais chaudement en faveur des exclus.

— Voilà qui fait honneur à la bonté de votre âme. »

L'entretien des jeunes filles fut interrompu

par l'arrivée d'une jeune personne qui vint offrir une promenade à Herminie. Celle-ci refusa un peu sèchement en prétextant qu'elle était fatiguée.

La jeune personne parut singulièrement mortifiée et s'éloigna rapidement.

« Il me semble, dit alors Mlle de Monbrun jeune à sa compagne, que vous n'aviez pas, en répondant à Mlle Aglaé, l'air gracieux qui vous est ordinaire.

— C'est qu'il m'est venu aussitôt à l'esprit ce procès dans lequel a figuré sa famille l'année dernière, et dont son honneur n'est pas sorti, je crois, fort intact.

— Mon père est convaincu, repartit Sophie de Montbrun avec chaleur, que dans cette fâcheuse circonstance, cette famille fut plus malheureuse que coupable.

— Il n'en reste pas moins sur son nom une tache ineffaçable, » repartit vivement Herminie.

A leur insu, les deux jeunes personnes avaient un auditeur, et ces mots prononcés tout à coup derrière elle les fit tressaillir :

« J'aurais supposé que Mlle Survilly, en se rappelant certains souvenirs de sa propre famille, eût montré plus d'indulgence et de générosité. »

Herminie se tourna brusquement vers l'insolent interrupteur. C'était un vieillard dont le regard froid et investigateur s'était déjà souvent attaché sur elle en lui causant une indéfinissable émotion.

« Monsieur, dit-elle pendant que le feu de l'indignation empourprait ses joues, les antécédents de ma famille défient tous les propos mensongers, toutes les insinuations calomnieuses.

— Silence, jeune fille, reprit le vieillard d'un ton imposant, vous parlez devant un homme qui faisait partie du jury qui condamna votre père à une peine infamante. »

Herminie n'articula plus un mot; mais elle porta une main à son cœur comme pour en comprimer une horrible souffrance, et la pâleur de la mort remplaça sur son visage l'animation causée par la colère. Ses yeux démesurément agrandis restaient fixés sur le terrible accusateur qu'elle n'avait pu démentir ; car malgré les murmures de son affection filiale, malgré le respect qu'elle conservait pour la mémoire de son père, certains souvenirs de son enfance venaient comme autant de coups de poignard déchirer son âme, tandis qu'une voix secrète lui disait : « Cet homme n'en impose pas ; baisse la tête sous la juste réprobation dont il vient de te couvrir. »

Mlle de Montbrun, témoin de l'affreuse souffrance d'Herminie, était péniblement émue.

« Ah ! monsieur, dit-elle, une telle révélation est au moins bien cruelle !

— Je me suis tû pendant dix ans, mademoiselle ; jamais un mot sorti de ma bouche n'est venu porter la moindre atteinte à la considération de Mme Survilly, ou plutôt de Mme de Morval, dont je plaignais sincèrement les malheurs ; il a fallu, pour me faire rompre le silence, l'implacable sévérité avec laquelle sa fille jugeait les miens.

— Quelle punition ! mon Dieu ! quelle

punition ! » murmurait Herminie d'une voix
à peine distincte.

Elle chancelait ; Mlle de Montbrun la soutint
dans ses bras.

« Ma mère... put encore dire Herminie,
conduisez-moi auprès de ma mère. »

Mlle de Montbrun, péniblement affectée de
cette triste scène, obéit au désir de la pauvre
jeune fille dont elle soutenait les pas chance-
lants. Il ne fallut qu'un regard à Mme Survilly
pour s'apercevoir de l'affreux changement qui
s'était opéré sur cette physionomie tout à
l'heure rayonnante de plaisir.

« Herminie ! mon enfant, qu'as-tu ? »
demanda-t-elle avec inquiétude.

Mlle de Montbrun voulut empêcher sa compagne de trahir le secret de sa douleur devant
les nombreux témoins, en répondant pour
elle : « Cette pauvre Herminie s'est foulé le
pied en se levant trop précipitamment, et
elle souffre beaucoup.

— Partons, ma mère, partons à l'instant,
je vous en supplie, » tels furent les seuls
mots que put articuler sa malheureuse enfant.

« Mais non, vous avez besoin de repos, chère Herminie, ajouta la fille du baron d'un ton pressant, je vais vous conduire dans ma chambre. »

Les regards de Mme Survilly allaient avec angoisse de sa fille à leur aimable hôtesse, qu'ils interrogeaient en vain. Une souffrance physique n'eût pas suffi pour imprimer aux traits d'Herminie cette expression de profond désespoir; elle se fût au contraire efforcée de rassurer sa mère. Un vague soupçon de la vérité traversa à la fois l'esprit de Mme Survilly et celui de Mme de Barenstein; et comme la jeune fille répétait encore, « Mère, emmène-moi, partons, partons, » Mme de Barenstein, justement alarmée, se chargea de tous les préparatifs du départ.

Mlle de Montbrun ne quitta ces dames qu'après les avoir vues monter en voiture; puis serrant une dernière fois la main d'Herminie, elle lui dit du ton d'un tendre intérêt:

» J'irai demain savoir de vos nouvelles. »

La fête continuait brillante et joyeuse; on s'était occupé pendant quelques minutes de l'accident arrivé à Mlle Survilly; peu de personnes avaient cru à sa réalité, car Herminie n'avait pas songé un instant à profiter de l'explication de Sophie pour feindre une autre souffrance que celle qu'elle éprouvait.

Herminie, le visage caché dans son mouchoir, cherchait vainement à étouffer ses sanglots. Aux pressantes et affectueuses questions de sa tante et de sa mère, elle répondait seulement :

« Plus tard, plus tard. »

On arriva à C... au milieu de la nuit. Mme de Barenstein embrassa silencieusement sa petite-nièce, et pressant les deux mains de Mme Survilly, elle lui dit : « Du courage, ma chère Natalie ! »

Une fois seule avec sa fille, qui s'était laissée tomber sur une chaise avec un profond accablement, Mme Survilly l'entoura de ses bras en disant :

« Si je devine la vérité, mon enfant, si le coup que ma tendresse s'efforçait d'éloigner est venu te frapper inopinément, ne sens-tu pas le besoin de pleurer entre mes bras?....

Tu souffres depuis deux heures à peine,
Herminie, et moi je souffre depuis dix ans !

— Oh! j'aurais voulu douter encore!
s'écria la jeune fille. Se peut-il que mon père
dont je me rappelle toujours la noble physionomie, mon père qui chaque soir, après
m'avoir embrassée, appelait sur ma tête la
bénédiction du Ciel, lui enfin dont vous
m'avez appris à chérir le nom, à respecter la
mémoire, ait commis une action inf.... Non,
non, ma mère, dites-moi que cela n'est pas.
On m'a trompée, cet homme a menti... Oh!
oui, il mentait !

— Je ne sais, ma chère enfant, jusqu'à
quel point tu es instruite de te fatal secret,
ni qui a eu le barbare courage de te le
révéler.

— Je m'étais montrée sans pitié pour les
autres, ajouta Herminie en baissant la tête,
on l'a été pour moi. Maintenant, parlez;
ah ! ma mère, je suis prête à vous entendre. »

Puis la jeune fille s'agenouilla aux pieds de
sa mère, le coude appuyé sur le fauteuil de
Mme Survilly, les yeux ardemment attachés sur

les siens, et priant Dieu du fond du cœur d'avoir la force d'écouter ce triste récit.

Mme Survilly n'avait pas moins besoin de courage; la blessure dont son cœur avait saigné si longtemps venait de se rouvrir, et elle souffrait aussi de la douleur de son enfant chérie ! se demandant, trop tard hélas ! s'il n'eût pas mieux valu la préparer elle-même à ce coup terrible.

Cette confidence fut longue, pénible, souvent interrompue par des larmes. Nous en abrégeons les détails.

Le père d'Herminie était receveur particulier dans une ville de l'est de la France lors des malheureux événements qui déterminèrent sa perte. M. de Morval avait un frère plus jeune que lui et qu'il chérissait tendrement quoiqu'ils ne fussent pas d'un même mariage. Ce jeune homme, maître de bonne heure d'une grande fortune, l'avait dissipée dans de honteux excès, jusqu'à ce qu'enfin, emporté par la passion du jeu, il se rendit coupable d'une faute grave et qui entraînait toute la sévérité des lois. Dans

cette cruelle extrémité, le jeune de Morval
s'était adressé à son aîné, le suppliant de
lui avancer sur les fonds de sa caisse l'argent nécessaire pour cacher son crime, et
qu'il jurait de lui rendre aussitôt qu'il aurait
eu le temps de vendre la dernière propriété
qui lui restait de la succession de sa mère,
et dont la valeur excédait de beaucoup celle
de la somme empruntée. Après une assez
longue résistance, M. de Morval, effrayé de
la position du coupable et croyant à la sincérité de son repentir, avait cédé à ses sollicitations. Deux jours plus tard, l'effréné
joueur avait perdu la somme qui devait servir à le réhabiliter. Réduit au désespoir,
ajoutant un crime plus épouvantable encore
à ses autres crimes, il attentait à ses jours,
après avoir écrit à son frère pour lui demander pardon et lui avouer que la propriété dont il lui avait annoncé la vente
immédiate était hypothéquée au delà même
de sa valeur. Ces terribles nouvelles avaient
porté un coup affreux à M. de Morval, lorsqu'il apprit l'arrivée subite d'un inspecteur

des finances. Il était évident que la conduite
de son frère avait fait naître des soupçons
qu'on voulait éclaircir sur-le-champ. Presque
fou de désespoir, ne voyant d'autre chance
de salut pour lui que dans une prompte
fuite, l'infortuné exécuta sur-le-champ ce
projet funeste, se donnant ainsi l'apparence
de torts plus graves encore qu'ils ne l'étaient.
Mme de Morval, qui l'eût sans doute décon-
seillé, était alors auprès de sa mère mou-
rante; et elle n'avait appris son malheur que
lorsqu'il n'était plus possible d'y remédier.

Arrêté au moment où il allait franchir les
frontières, livré à la justice qui condamna
sévèrement le dépositaire infidèle, l'infortuné
de Morval ne survécut que quelques jours à
une sentence flétrissante; la mort seule lui
évita les galères. Ainsi Mme de Morval perdit
en même temps son époux, sa mère, sa
considération et sa fortune. Ce fut alors que,
brisée par la douleur, mais sentant qu'elle
devait combattre ce désespoir que Dieu con-
damne, et qu'il lui restait une tâche impor-
tante à remplir, elle était venue se fixer à

C..., après avoir réalisé la modeste succession de sa mère.

Le procès de M. de Morval avait eu du retentissement dans toute la France ; aussi la pauvre exilée avait cru devoir quitter le nom de Morval pour celui de Survilly, qui appartenait à sa famille, et qui était le seul sous lequel elle se croyait connue à C...., sans se douter qu'elle ne dût qu'à la discrétion son précieux incognito.

Tels furent les faits que la malheureuse Natalie apprit à sa fille, pendant les dernières heures de cette nuit qui avait commencé d'une façon si brillante. Il y eut de part et d'autre bien des larmes versées, et le matin les trouva épuisées de fatigue, Herminie dormant la tête appuyée sur l'épaule de sa mère qui la contemplait avec une expression de navrante tristesse.

Il était environ sept heures lorsque Mme de Barenstein entra dans la chambre de ses parentes.

« Je pars pour Paris aujourd'hui, leur dit-elle.

— Vous nous quittez, ma tante! s'écria Natalie un peu blessée de ce brusque départ.

— Non pas, je vous emmène. J'ai déjà écrit à mon fils pour le prévenir, il va nous attendre. »

Mme Survilly allait peut-être solliciter un délai de quelques jours; mais un regard jeté sur sa fille, dont une lueur de plaisir avait coloré le pâle visage, la décida.

« Oh! ma bonne tante, dit la jeune fille en baisant la main de la vieille dame, vous ne craignez donc pas le contact de notre malheur ?

— Non, mon enfant; et d'ailleurs, je crois qu'il ne te manquait que les leçons du malheur pour être vraiment bonne. »

Quelques heures plus tard, et tandis qu'Herminie écrivait à Mlle de Montbrun pour lui annoncer ce brusque départ, Mme Survilly disait à sa tante :

« Vos amis ignorent peut-être notre fâcheuse position; sous quel nom croirez-vous devoir nous présenter à eux ?

— Nous y réfléchirons pour ce qui vous

concerne, ma chère Natalie. Le malheur qui vous arrive devait compléter l'éducation de votre chère enfant, que vous avez aimée trop aveuglément. Les défauts qui se développaient en elle auraient empoisonné son avenir. Je pense qu'elle est à tout jamais corrigée, et que bientôt vous aurez une fille véritablement digne de vous. »

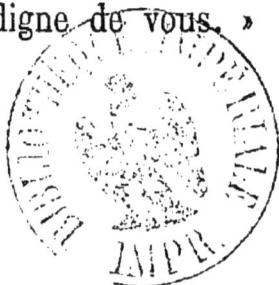

FIN

— LILLE. TYP. J. LEFORT. MDCCCLXX —

CHEZ LE MÊME ÉDITEUR :

VOLUMES IN -12

— Lille, Typ. L. Lefort, 1862 —

www.ingramcontent.com/pod-product-compliance
Lightning Source LLC
Chambersburg PA
CBHW071303200326
41521CB00009B/1897